AF612131

PHYSIOLOGIE HYGIÉNIQUE

POUR

BIEN SE NOURRIR

AVEC PEU DE NOURRITURE

BIEN SE DÉSALTÉRER

EN BUVANT PEU

ET POUR

ÉVITER L'INDIGESTION

EN CAS DE SURABONDANCE

PAR

LUTTERBACH

Professeur de médecine naturelle spontanée.

Le temps est proche où l'on appréciera tout le bien que peut faire au corps humain la concordance de ses propres mouvements.
(*Statique pour ne plus boîter.*)

PRIX : **50** CENTIMES.

PARIS

COMPTOIR DES IMPRIMEURS-UNIS

LIBRAIRIE SCIENTIFIQUE, AGRICOLE ET LITTERAIRE

DE LACROIX-COMON

Quai Malaquais, 15.

et

POUR LES DÉMONSTRATIONS CHEZ L'AUTEUR

rue Saint-Honoré, 97.

Paris. — Imp. PREVE et Comp., rue J.-J.-Rousseau, 15.

PHYSIOLOGIE HYGIÉNIQUE.

CHAPITRE I.

Physiologie hygiénique pour mieux profiter de la nourriture.

Établir la nourriture à bon marché, innover des aliments sans nuire à la santé, est un progrès, sans doute ; mais pour être certain que le corps profite bien de la nourriture, il faut le bien préparer à la recevoir.

Ce point essentiel est le but de nos recherches. N'arrive-t-il pas souvent qu'avec les mêmes aliments on se trouve ou bien ou mal nourri et que l'on fait de bonnes ou de mauvaises digestions avec la même quantité de ces mêmes aliments? On n'en ignore pas la cause, puisque, sous l'influence d'une indigestion, on ne manque pas de dire : *qu'on était mal disposé* ; et bien se disposer est ce à quoi l'on s'occupe le moins!

Nous avons lieu de nous étonner qu'une question aussi importante pour l'hygiène et l'économie domestique n'ait pas été agitée par les sommités de la science. Où va l'humanité.

Nos grands hommes s'usent aux travaux contraires et à la conservation de l'espèce humaine et à leur propre conservation. Jamais, peut-être, nous n'avons tant perdu d'hommes scientifiques que dans ces derniers temps.

Le siècle est à la science : il en surgit de toute part; mais nous voyons, non sans regrets, que le grand zèle pour l'honneur fait oublier la conservation des hommes. Nous en avons la preuve par l'hygiène, qui a fait si peu de progrès, comparativement aux autres sciences. La musique marche à grands pas; elle complique ses accords, tandis que la médecine étend ses études, mais avec avantage du côté des médicaments, qu'elle tend chaque jour à simplifier. Au moins la médecine ne s'élèvera pas au-dessus de la mémoire humaine.

Jusqu'ici on n'avait pas soupçonné qu'il était possible d'établir, par la respiration, la marche et autres mouvements, un accord qui eût assez de puissance pour prévenir et même combattre la maladie, en fortifiant les facultés.

Tout le monde sait que la gymnastique, bien conduite, fortifie le corps; mais cette force toute musculaire, obtenue aux dépend du système sensitif, fait que l'esprit perd de ses facultés. C'est pourquoi nous voyons ordinairement les plus fameux hercules être les plus faibles pour les travaux intellectuels; par la même raison, si l'esprit a la plus grande part d'action, le corps dépérit. Il est des équilibres qu'on ne détruit pas impunément.

On n'obtiendra donc la puissance harmonique de ses facultés qu'à la condition de nourrir et d'exercer le corps, de sorte que toutes ses parties se trouvent en rapport de force ; on arrivera facilement à ce but, en faisant jouer convenablement la force vitale. Nous commencerons par ce point fondamental de l'hygiène.

Force vitale.

Qu'est-ce que la force vitale ? C'est une question à laquelle personne ne peut répondre, sinon que nous sentons en nous une force qui fait que nous pouvons nous tenir debout, repousser ce qui nous pousse et résister à la pression atmosphérique estimée en physique à 16,000 kil.

La force atmosphérique et la force vitale peuvent être considérées comme deux forces sans cesse en présence pour l'attaque et la défense. La force vitale, qui pousse du centre à la superficie du corps, doit être soutenue sur tous les points où la force extérieure l'attaque.

Quand le vent ou la pluie ou le froid saisit le corps en transpiration, si l'on pousse la force vitale à la peau, la sueur ne rentre pas et le corps est sauvé de la cause principale de maladies.

Rappelons ici qu'au moyen de la respiration on peut faire jouer très rapidement la force vitale, surtout au visage ; la chaleur qu'elle y produit se fait ressentir dans l'étendue de la poitrine. — Il suffit de tousser avec plus ou moins de force prolongée, appliquer les mains sur la bouche, de manière à gêner l'haleine à sa sortie et la faire répandre sur toute la face ; un certain laisser-aller dans l'action épargnera la fatigue. Poussée du dedans, attirée ainsi au dehors, la force vitale va bientôt à la peau. C'est un de ces petits moyens de première nécessité ; car il peut nous arriver, à tout moment, d'être exposé à un courant d'air.

On sait que le mouvement est le meilleur moyen contre la sueur rentrée ; mais on ne peut pas toujours gesticuler ou se mettre à courir. D'ailleurs tousser n'a rien d'inconvenant et se fait en tout lieu. Le mouvement n'en est pas moins une grande ressource pour les cas urgents.

Nous connaissons une personne qui, après avoir bu un verre d'eau à la glace lorsqu'elle était en sueur, sentit un frisson au moment de se mettre au lit ; elle eut la bonne idée de se r'habiller et de courir pendant deux heures ; elle rentra che z elle, suant à grosses gouttes, changea de linge, se mit au lit, dormit parfaitement jusqu'au lendemain et s'éveilla en pleine santé.

Il n'en a pas été de même d'un imprudent qui, en rentrant fatigué et en transpiration, crut bien faire en demandant un verre de vin bien frais, qu'il fit monter de la cave, pour le prendre d'un seul trait. Comptant sur le principe capiteux de son vin, et ne tenant pas compte de son action réfrigérante, il ne jugea pas nécessaire de changer de linge, garda l'humidité sur le corps et de plus ne dîna pas comme nous l'indiquerons, de manière à donner un élan à la force vitale. Ce fut son dernier repas ; car, vers le soir, se trouvant indisposé, il se coucha plus tôt qu'à l'ordinaire, mais il se coucha pour ne plus se relever.

Quand, dans les grandes chaleurs, l'on perd de sa vitalité, ce n'est pas *de ce que l'air est lourd*, comme on le dit communément, mais bien parce que l'air est plus dilaté, par conséquent plus léger et que la force vitale passe trop librement entre les molécules de l'air. Tel on voit un vase sur le feu se détériorer si le contenu qui s'échappe en vapeur n'est retenu par son couvercle. C'est alors qu'il est utile de prendre une nourriture tonique pour fermer les pores de la peau, afin que la force vitale ne s'en échappe pas aussi facilement.

Le sommeil fait répartir la force vitale jusqu'à la superficie du corps ; nous en avons l'indication par la chaleur qui se porte à la peau dès que nous nous endormons ; aussi ferait-on bien de rester sur son sommeil comme l'on reste sur son appétit, afin de pouvoir, au besoin, sommeiller quelques minutes, pour faire porter la chaleur à la peau.

Disons, par avance, que les personnes faibles

de constitution, celles à qui la force vitale fait défaut, doivent nécessairement déjeûner aussitôt après leur réveil, pour ne pas laisser tomber ce courant de chaleur que le sommeil a établi. A défaut de ce régime, on doit se mettre en mouvement continu par une action quelconque, jusqu'à ce que l'on prenne de la nourriture ; la digestion se fera mieux et l'on en sentira tout le confortable.

Qu'on y porte bien son attention, le moment du réveil est le plus propice pour travailler à sa santé : la nuit ayant bien réparti la chaleur et la force vitale, ce n'est plus qu'un foyer bien allumé dont le feu s'entretient sans peine.

On n'a pas assez cherché à entretenir cette puissance régénératrice. Car, c'est la force vitale qui étend dans toute la périphérie du corps et la nourriture et la lymphe plastique, ce fluide qui sonde les chairs et cicatrise les plaies.

A moins que le trop de nourriture ou une irritation quelconque ne retienne la force vitale au centre du corps, un instant de sommeil peut arrêter les progrès d'une légère brûlure si l'on s'endort aussitôt. Il en sera de même pour le mal d'estomac et dans bien des cas pour les premiers symptômes de maladies. Avant d'avoir trouvé le moyen de nous garantir des cors aux pieds, maintes fois il nous est arrivé d'en éprouver la souffrance en nous mettant à table, et à la fin du repas ne plus sentir la douleur. Plus tard nous nous sommes rendu compte que la force vitale poussée jusqu'aux extrémités avait ramolli les cors et fait cesser la douleur. C'est la force vitale qui pousse du dedans au dehors du corps les humeurs sujettes à former des congestions.

Qu'est-ce que le choléra ? cette terrible maladie, si ce n'est que la force vitale quitte les extrémités, se concentre dans le corps et brise les organes indispensables à la vie.

Nous donnerons, à l'occasion de la digestion, le moyen plus étendu de pousser la force vitale jusqu'aux extrémités du corps, et peut-être serons-nous assez heureux pour garantir quelques sujets de cette funeste maladie qui est souvent le résultat d'une forte indigestion suivi d'inflammation dans l'estomac et le tube digestif.

Si nous étions atteint du choléra, nous suivrions volontiers la médecine hydro-pathique qui prescrit de boire de l'eau pour atténuer l'inflammation ; nous ajouterions à ce traitement, tout naturel, l'aspiration cadencée, fortement prolongée, accordée avec le mouvement des extrémités, et autant que possible avant que la force ne nous abandonne, nous nous mettrions à courir, ainsi qu'il a été dit plus haut, pour donner plus de cours à la force vitale.

Nous avons lieu d'apprécier cette puissance en voyant le militaire atteint d'une balle qui n'a pu être retirée de son corps ; elle finit par sortir naturellement du côté où la portent les lois de la pesanteur et de la force vitale.

C'est encore le même effet produit par les mêmes causes. Lorsqu'on a vu cette jeune fille, recueillie par l'académie de Médecine, elle avalait chaque jour des poignées d'aiguilles devant un public étonné. Quelque temps après elle était avertie par de petites démangeaisons qu'elle n'avait qu'à pincer l'épiderme pour faire sortir les aiguilles de la peau.

Nous allons nous occuper d'une autre force, pour établir un élan au profit de la digestion.

Élan de l'appétit.

L'élan de l'appétit est cette force d'appétance lorsqu'elle est soutenue de manière à attirer les aliments dans l'estomac, pour ainsi dire, d'un seul jet, afin de mieux soutenir la force vitale.

Pour arriver à bien entretenir l'élan de l'appétit, on aura dû préalablement gouverner son estomac, en sorte que l'appétit ne soit pas endommagé avant de se mettre à table : ce qui veut dire, ne pas fatiguer l'estomac en mangeant trop souvent ; qu'il n'ait pas langui en tardant trop à le satisfaire ; rester sur son appétit à chaque repas, car l'action de l'estomac se prolonge au-delà de son besoin, l'appétit ne cesse que dix minutes environ après sa suffisance ; on s'y conformera sans peine en pensant qu'on se réserve, pour le retour à table un meilleur appétit et le plaisir de trouver de la saveur dans les mets les plus simples ; c'est alors que l'estomac est dans les meilleures conditions de force nutritive, l'ancienne nourriture étant digérée, la nouvelle ne rencontre plus d'obstacle pour s'infiltrer à travers les tissus, et par ce moyen, joint à ceux qui suivent, on arrivera sans peine à se nourrir mieux que par tout autre moyen.

Pour bien se nourrir avec peu de nourriture.

Assurément, bien se nourrir ne veut pas dire manger beaucoup ou manger des aliments choisis et très substantiels, ainsi que l'entendent bien des gens. Nous voulons dire, par bien se nourrir, qu'il faut bien disposer l'estomac, assortir la nourriture à son tempérament, aider la digestion, prolonger la coction, et par le mouvement appeler les sucs nourriceurs dans toute l'étendue du corps. C'est le seul moyen de bien se nourrir avec peu de nourriture.

La viande, quoique comportant le plus de principes nutritifs, porte au calme. La plupart des légumes, au contraire, agite le sang et excite le système nerveux, à part la carotte, qui mieux que tout autre assainit le corps et ne peut nuire à aucun tempérament. Le haricot, le choux, par exemple, contenant un principe de fermentation, augmentent l'âcreté du sang. De même les viandes faisandées, les fromages, dont le principe est échauffant, mettent les humeurs en effervescence. Le pain de gruau, trop nutritif pour le sang échauffé, cause des inflammations; dans ce cas, le véritable pain de seigle est plus salutaire.

On dit que les viandes ainsi que les fromages très avancés, en aidant la digestion, ne sont pas aussi nuisibles qu'on le pense; nous ajouterons qu'ils sont même nécessaires, mais seulement dans le cas où le sang est dans un tel état de pureté qu'il lui manque ce degré d'effervescence qui ranime agréablement les sens et nous rend plus dispos. Le levain introduit dans le pain le rend plus léger et il a pour nous plus d'attraits.

Pour bien profiter de la nourriture et la rendre hygiénique.

Nous avons voulu, sur nous-mêmes, nous rendre compte jusqu'à quel point l'on pouvait faire profiter la nourriture et la rendre hygiénique, rien que par la manière d'agir.

Nous avons dirigé principalement nos expériences sur le haricot, vu qu'il nourrit, fortifie et généralement plaît au goût. Il ne manquait, pour le bien qu'on peut retirer de cet aliment, que le moyen de le rendre bienfaisant à tout le monde. A cet effet, devant soutenir l'*élan de l'appétit* pour augmenter la force digestive, nous disposâmes nos comestibles de manière à faire notre repas d'un seul trait, en commençant par la substance la plus limpide et comportant le plus de chaleur afin d'aider celle de l'estomac, à ouvrir les voies les plus reculées et y faire pénétrer la nutrition. C'est ainsi que dans le monde les plus courageux s'avancent et les autres les suivent. En conséquence, un poêlon dans lequel avaient cuit les haricots reçut des tranches de pain, ce qui transforma la sauce en potage, puis une légère tranche de rôti cuit à l'avance vint se tiédir sur les haricots.

Ce simple repas, ainsi préparé, et l'estomac bien disposé, nous commençâmes par l'espèce de bouillon, le pain à la suite, puis les haricots pour finir par le rôti. Il nous est arrivé, parfois, ayant bien soutenu l'*élan de l'appétit*, de nous sentir presque soulevés rien que par la puissance de la force vitale : ainsi que l'on voit un ballon s'élever de plus en plus à mesure que le gaz y est introduit.

Pour cette espèce de régime nutritif le dessert devient inutile. C'est un superflu inventé pour exciter l'appétit émoussé afin de pouvoir consommer plus de nourriture dans le but de prolonger le plaisir de la table. L'action continu durant le repas donne assez de satisfaction sans être obligé d'avoir recours aux excitants.

D'ailleurs, on peut monter l'action à un plus haut degré en prenant plus de chaleur avec plus de rapidité : si le susdit potage est bouillant, pour ne pas se brûler, on n'en prend que dans le petit bout de la cuillère. On arrive aussi vite à son but et l'élan devient amusant. Il suffit de penser avec quelle rapidité la langue du chat fait disparaître une tasse de lait. Ce moyen, qui peut paraître enfantin, devient de première utilité si le corps se trouve refroidi en arrivant à table. L'action précipitée rétablira le courant de chaleur, et, avant la fin du potage, l'on sera sauvé du fâcheux résultat qu'un repas peut déterminer lorsque le corps manque de chaleur.

Quant à la boisson, à peine avons-nous senti le besoin d'en prendre quelques gorgées vu que pour suivre notre régime profitant, nous avions préalablement paré à l'altération, par les moyens que nous indiquerons au chapitre suivant, dans lequel nous entrerons en quelques détails sur l'hygiène des principales boissons. Le dernier chapitre donnera les autres exercices qui ont précédé et suivi le repas pendant une quinzaine de jours de cet essai nutritif.

Quoiqu'il en soit, le bien que nous avons retiré de cette espèce de régime nous a porté à en faire usage chaque fois que nous sommes à même de nous substanter librement. Mais, nous dira-t-on, l'usage de certains légumes comme le haricot, ne peut être continué sans causer de l'échauffement et être parfois incommode? Nous répondrons : le haricot agit sur le principe échauffant des mauvaises humeurs; chassez les mauvaises humeurs, le principe fortifiant du haricot vous profitera et vous aurez moins de fermentations venteuses, qui d'ailleurs sont utiles au corps quand elles passent librement. — Faisons connaître que l'on peut, pour les moments opportuns, y donner cours au moyen d'une longue aspiration cadencée en accord avec un mouvement saccadé du milieu du corps. — Autrefois, même à la cour, on était moins scrupuleux pour aborder ce sujet ; témoin ces vers de Ronsard, qu'aujourd'hui à peine nous osons citer :

Si l'empereur faisait un pet,
Geoffroi dirait qu'il sent la rose
Et le sénat aspirerait
A l'honneur de prouver la chose.

L'élan de l'appétit, en provoquant les circulations, fait jaillir le principe des bonnes digestions qui épurent le corps et rendent la nourriture hygiénique. Que se passe-t-il dans l'estomac quand l'élan de l'appétit y fait arriver la nourriture ! Il y a flux de suc gastrique, de cette liqueur naturelle qui découle de cette région.

Par des expériences physiologiques l'on est parvenu à connaître positivement la puissance du suc gastrique sur la digestion. On pratique une fissure à l'estomac d'un chien, par exemple, on y place une canelle très courte, retenue entre deux rondelles que comporte le bout de la canelle. Quand la blessure est cicatrisée, l'appareil n'offre aucun inconvénient pour l'animal.

Cette disposition établie, on n'a plus qu'à choisir le moment de la digestion et tourner le robinet de même que celui d'une fontaine, et le suc gastrique coule avec plus ou moins d'abondance, selon que l'élan de l'appétit a précipité la digestion. Pour avancer l'expérience on excite l'estomac de l'animal en lui donnant à manger de la viande coriace.

Une fois ce liquide découlé de la canelle dans une bouteille, on y fait séjourner de la *viande* jusqu'au lendemain, à peu près au même degré de chaleur que comporte l'estomac; la viande se trouve divisée comme si elle avait subi une cuisson prolongée. Cette digestion est d'autant plus accomplie que de temps à autre l'on a agité la bouteille pour imiter le mouvement du corps qui a sa part dans l'action digestive.

Maintenant que nous avons le moyen de bien digérer et un aperçu du chapitre suivant pour épurer le corps, tout notre secret est dans les exercices du dernier chapitre, pour faire séjourner plus longtemps la nourriture dans l'estomac.

Lorsque le corps est assaini, on peut, sans danger, faire séjourner la nourriture dans l'estomac, et plus elle y séjourne, mieux la coction s'accomplit et plus aussi les molécules nutritives se trouvent propres à pénétrer dans toutes les parties du corps et s'assimiler aux chairs.

Dans les digestions imparfaites ou trop précipitées, la majeure partie des aliments traverse le corps en pure perte, le résidu plus ou moins substantiel peut en fournir la preuve selon l'avidité avec laquelle le porc s'en nourrit.

N'a-t-on pas vu des expériences faites à ce sujet sur des canards dont la digestion est si rapide? On en plaça trois au-dessus l'un de l'autre, en ne s'occupant que de nourrir celui du haut; une fois engraissé, il cédait sa place au second. Le troisième, à son tour, remontait d'un étage. et un nouveau canard occupait la place vide.

L'estomac actif des autruches et leur ignoble vivacité à rechercher les excréments l'une de l'autre, n'est-il pas un exemple frappant que les sucs de la nourriture sont en partie perdus quand ils traversent le corps trop rapidement?

C'est ce qui nous explique la maigreur constante de certains individus qui mangent énormément, la nourriture courre pour ainsi dire dans le tube digestif et se trouve rejetée au dehors avant d'avoir porté profit. C'est surtout à celui qui en outre est peu favorisé de la fortune, que nous recommandons plus particulièrement l'exercice du roulis donné au dernier chapitre; l'action du centre se répartira dans la périphérie et le corps sera mieux nourri avec moins de nourriture.

Il est vrai que manger beaucoup a été quelquefois une utilité; car on a vu des médecins pousser leurs malades à une forte nourriture, puis la précipiter à force de digestifs afin de mieux entraîner les mauvaises humeurs. Ce traitement gastronomique, qui n'a guère prévalu que chez les riches, a souvent réussi chez les plus robustes; mais nous l'avons vu mettre en danger des personnes quelque peu affaiblies par la maladie.

Lorsque le corps est délicat, le moyen le plus certain pour le fortifier est de le considérer comme en état de maladie et de suivre la prescription du médecin prudent, qui craint de briser le corps en lui donnant de la nourriture au-delà de sa force. C'est par la stricte observation de ce régime et en s'abstenant de manger quand une indisposition ôte l'appétit que bien des gens ne sont jamais malades.

Les communautés de trapistes nous donnent à connaître combien la sobriété et les privations semblent être les premières conditions de la santé et de la longévité ; car, malgré leur régime pénitencier qui les oblige à ne vivre que de légumes et à ne coucher que sur des nattes, on constate peu de maladies, et encore moins de morts prématurées.

A quelque chose malheur est bon, dit le proverbe, et c'est ici le cas d'en faire l'application ; car nous n'aurions pas l'exemple du régime sanitaire des trapistes, si le pécheur converti n'eut voulu montrer l'exemple de la pénitence en fondant cette institution. Un procès entre propriétaires nous en a donné quelques détails : peu d'années avant la percée de la rue de Rivoli, sur l'emplacement de la rue de Béthisy, existait l'hôtel Montbason. L'abbé de Rancé, à la Saint-Barthélemy, pénétrant dans l'hôtel de madame de Montbason, sa maîtresse, la trouva étendue sur son lit, la tête détachée de son tronc. Frappé d'épouvante et de désespoir, il retourne à sa communauté pour se vouer de corps et d'âme à ce régime austère qui, depuis ce moment, n'a cessé de caractériser l'ordre des trappistes.

Eh ! ne voit-on pas, jusque dans les lieux de détention des hommes les plus abjects, que la vie se prolonge avec les privations ; car il faut oser le dire pour le bien de l'hygiène ; dans les bagnes, malgré la nourriture inférieure, les travaux forcés, malgré la souffrance du froid et du rude coucher, on y voit parfois des centenaires.

Il faut le dire aussi, c'est un surcroît de force naturelle qui pousse l'individu au grand mal comme au grand bien, et dont la modification a lieu au contact de la bonne ou mauvaise société. Ce surcroît de force a besoin d'être réduit ; autrement il brise le corps avant le terme naturel de la vie. C'est pourquoi le riche doué d'une forte constitution, s'il s'adonne, suivant sa fortune, au plaisir de la table, meurt faute d'avoir su apprécier que la sobriété et l'exercice sont indispensables pour diminuer le trop de force et pour faciliter la circulation du sang.

D'un autre côté et en dehors des sciences abstraites qui entraînent et tuent la partie la plus délicate de la société, nous voyons des malheureux qui se laissent gagner par le luxe, toujours croissant, abréger leur existence par le travail et les privations, en voulant rivaliser par la toilette, afin de mieux dissimuler le manque de moyens pour se bien substanter.

Dernièrement on nous faisait remarquer une jeune fille, simple ouvrière, qui était mise avec élégance, mais dont les traits avaient quelque chose de flétri; cependant elle arrivait à Paris il y avait à peine huit mois, avec une santé florissante, depuis c'était au point qu'elle n'osait retourner à son pays dans la crainte d'y faire triste figure. Il est certain que, seule, elle a eu le mérite de soutenir ses frais de toilette, car ses camarades ont toujours été au courant de sa conduite, excepté dans la manière de se nourrir. Certes, son dépérissement n'aurait pas eu lieu si, comme elle le disait, elle eut pris, de continu, sa pension dans les maisons qu'elle désignait, mais plus tard on apprenait que la soi-disant pension avait été seulement un repas.

La nourriture et la santé à bon marché seront toujours la première condition du bien-être des peuples; ce problème, si difficile à résoudre, est enfin arrivé à sa solution, pourvu, toutefois, que chacun veuille bien y mettre un peu de bonne volonté. Avec l'ordre dans les mouvements et la manière de se nourrir, on peut, si-non diminuer le prix de la nourriture, mais en consommer moins, ce qui revient au même, et avec l'avantage de mieux entretenir sa santé.

On ne manquera pas de nous objecter que, manger peu, est encore un de ces moyens pour rétrécir l'estomac ! En effet, c'est le danger qu'il y aurait à courir avec l'habitude d'abandonner l'estomac à son propre mouvement. On aura donc à choisir parmi nos exercices ceux qui font le mieux flotter la nourriture dans l'estomac, et l'organe se développera comme toute partie qui est exercée.

Il est des personnes qui ont besoin de se remplir l'estomac pour calmer des douleurs nerveuses. C'est le cas d'user de l'exercice du *roulis*, (voir au dernier chapitre) et qui est destiné à prolonger le séjour de la nourriture dans l'estomac et calmer les maux de nerfs en général.

De l'Indigestion.

Avant d'avoir su tirer parti du mouvement, il nous est arrivé d'avoir des indigestions, mais la dernière nous a fourni l'occasion d'apprécier tout l'avantage qu'il y avait à se traiter par l'exercice. Le hasard nous a servi. Le même jour, un médecin de nos amis fut pris d'indigestion. D'après les règles de l'art, il crut bien faire en se débarrassant l'estomac par un léger vomitif. Ce moyen le soulagea, il est vrai, mais pour un instant seulement ; car la fatigue de poitrine dura plusieurs jours. De notre côté, éprouvant quelques regrets à rejeter avec peine ce que nous avions pris avec plaisir, nous essayons par l'exercice de ménager et l'estomac et la nourriture.

En conséquence, à la moindre atteinte de mal de cœur, la poitrine était mise en action de *roulis* (mentionné à l'article ci-dessus), et aussitôt le calme rétabli, une marche, à petits pas cadencés, faisait descendre la nourriture comme par un mouvement d'engrenage, à l'aide d un peu d'eau bue à chaque fois que l'altération se faisait sentir. Si bien que, sans être obligé de quitter complètement nos travaux, cet exercice, répété de temps en temps, nous a soutenu près de deux jours sans éprouver le besoin de prendre d'autres aliments. Nous avons même senti un surcroît de force tant qu'il y a eu surabondance dans l'estomac.

Avis à ceux qui se trouvent sur un terrain ennemi où il est quelquefois prudent de manger pour plusieurs jours. D'ailleurs, ce petit excès, pratiqué de loin en loin, n'est pas sans utilité ; il donne une secousse aux humeurs et préserve de l'apathie provenant d'une santé trop uniforme.

C'est surtout pour une santé mal affermie qu'il devient nécessaire, dans le cas d'indigestion, de se restreindre au traitement par l'exercice ; nous en avons vu une triste expérience sur un de nos amis. Ayant pris le soir son repas habituel, ne se sentant pas bien au matin, eut recours à une saignée, il y a succombé! faute d'avoir prévu que la cause de son malaise tenait à une digestion mal accomplie.

Un autre exemple nous a frappé aussi malheureusement : une connaissance intime, un jeune homme, n'a pu résister à une purgation prise trop peu de temps après avoir mangé. Ils auraient probablement tous deux survécus si la nouveauté de nos moyens ne les avait détournés de les prendre au sérieux et n'ont pu connaître qne, pour résister à l'affaiblissement que cause la saignée ou la purgation, il faut avoir un certain degré de force vitale, et que si elle fait défaut, on peut y donner un élan spontané par la respiration et le mouvement.

CHAPITRE II.

Pour bien se désaltérer en buvant peu.

On boit quand on est malade,
L'on mange en bonne santé.

Nous sommes complétement de l'avis de Désaugier pour ce refrain qu'il a mis dans ses chansons. En effet, quand on est malade, il faut boire pour laver le corps afin de ne pas laisser aux mauvaises humeurs le temps de se nourrir. Mais, considérant la maladie comme accidentelle en vue de notre hygiène, nous n'avons à entrer en détail que sur le moyen de boire le moins possible pour mieux profiter de la nourriture.

Partons d'un principe : si la bouche en se desséchant cause l'altération, c'est que les glandes salivaires, étant échauffées, ne répandent plus la salive qui conserve la bouche en état de fraîcheur. Aussi, quand un buveur facétieux vient nous dire : *je crache blanc*, c'est pour nous faire comprendre que la salive s'épaissit et qu'il va bientôt en manquer; la traduction en style de camaraderie est : Payes-tu à boire?

Mais ce buveur, se sentant momentanément désaltéré, ne songe pas que dans cette disposition il avale une salive échauffée, qu'elle va fermenter dans la poitrine et reproduire la même altération, c'est la reproduction de l'effet du sel que l'on met de trop dans les aliments. On voit donc, ainsi que pour le manger, qu'il est important, avant de boire, de chasser hors de la bouche le principe échauffant.

Tout le secret du moyen est dans la manière de respirer : on prend l'air par le nez pour le rendre par la bouche, c'est la respiration *nasa-buccale*, — on aspire plus facilement par le nez en divisant l'aspiration en deux ou trois temps cadencés, — puis les lèvres se touchent assez pour gêner l'haleine à sa sortie et la faire pousser au-dessous de la langue, afin d'actionner les glandes salivaires. On provoque davantage la salive en poussant l'haleine par petits coups de soufflet, de même que pour chasser une ordure retenue entre les lèvres.

On pourra encore mieux établir la sécrétion de la salive par la *respiration linguale*, que nous allons donner pour la première fois ; elle consiste à—tenir la langue appliquée au palais—ouvrir le fond de la bouche et de sorte que l'haleine circule le long des joues pour arriver aux lèvres. — Du reste, elle est *nasa-buccale* comme la dernière on peut aussi la rendre cadencée.

Ces temps de respiration accordés avec les mouvements de la marche faciliteront le moyen de provoquer la salive pour amortir l'altération. La bouche, ainsi rafraîchie, se trouvant dans les meilleures conditions de dégustation, on pourra mieux apprécier la qualité des boissons, et au moins celles destinées à rétablir la santé, pourront agir complètement. Cette manière de se purifier la bouche préservera du mal de dents, et la force vitale ainsi attirée par le jeu salivaire donnera le moyen d'user de boissons froides sans s'exposer aux funestes maladies dont nous avons tant d'exemples.

Les médecins humoristes, du temps de Galien, avaient déjà entrevu tout le bien que l'on pouvait retirer de l'écoulement de la salive, mais ils ne songèrent pas à faire respirer leurs malades de manière à ce que l'air n'entraînât pas de la salive impure dans la poitrine.

Nous avons dit qu'il fallait assortir la nourriture à son tempérament : il en sera de même des boissons. Bien des gens s'imaginent que le vin leur est salutaire, parce qu'ils se sentent plus forts et plus courageux. En cela nous sommes de l'avis d'un médecin qui a dit : Le vin est à l'homme ce que la chaux est à la plante : elle raverdit, pousse, mais elle périt plus tôt. En effet, il ne faut pas de vin au tempérament bien constitué ; car le vin, en forçant son état normal, détruirait l'harmonie qui règle sa santé.

Le vin ne convient guère qu'au tempérament lymphatique qui a besoin d'être animé. Les personnes délicates qui ont le sang pauvre, doivent en faire un usage habituel : mais un usage modéré et avoir soin de l'étendre avec de l'eau ferrée, puisqu'il est reconnu que le sang se pâlit, s'appauvrit par le manque de principes ferrugineux.

Celles qui sont sujettes aux irritations de poitrine et prédisposées à l'affection gastrique, entretiendront leur santé par un régime d'eau de lin à froid, qui consiste tout simplement à mettre une poignée de graine de lin dans un litre d'eau que l'on remplit, s'il y a lieu, pour en faire sa boisson pendant trois jours, puis on la renouvelle, et ainsi de suite jusqu'à ce que l'on n'en ressente plus les effets salutaires.

Nous voyons avec plaisir qu'une grande sollicitude veille à la pureté du lait, à mesure que son débit prend de l'extension. Le lait, tout à la fois nourriture et boisson, ayant tous les principes nutritifs peut être rendu salutaire pour tous, en disposant le corps comme il a été dit.

Quant aux autres boissons, y compris celles d'agrément, il en est si peu qui offrent de l'utilité, qu'elles ne peuvent faire partie de notre sujet, Cependant, comme Voltaire, lorsqu'il le donna à comprendre à son médecin, nous dirons: *le café n'est pas un poison*, mais à la condition qu'on n'en poussera pas l'usage jusqu'à le prendre à jeûn, comme il arrive à certaines personnes qui le croient indispensable pour arriver à faire quelque chose de bien.

Il faut éviter aussi de le prendre après être resté longtemps à table, quand les jambes sont refroidies et que la tête s'est échauffée; dans ce cas tout le principe stimulant, attiré par la chaleur de la tête peut devenir dangereux. Pour que le café devienne salutaire, il ne faut le prendre qu'après avoir mis les jambes en mouvement par la marche ou par une action quelconque et il sera toujours d'un grand secours lorsqu'un repas copieux n'aura pas suffi pour stimuler le corps et égayer l'esprit. Nous ne pouvons qu'être bien disposé en faveur du café tout nouveau de betterave, qui, mêlé avec l'exotique, satisfait nos gourmets et nos ménagères, principalement pour le café au lait.

Rentrons dans notre sujet, qui est de boire le moins possible et bien se désaltérer: poussons plus loin le moyen :— tandis que le verre est appuyé sur la lèvre inférieure, l'autre avance lentement sur le liquide qui monte par succion, pris ainsi, il a le temps d'impressionner les glandes salivaires avant que l'arrière-bouche s'ouvre pour la déglutition. Deux ou trois gorgées, à deux ou trois reprises suffisent pour se désaltérer durant le repas si les aliments ne sont pas trop compactes, et si l'on suit les indications précédentes on pourra arriver facilement à faire, comme l'on dit, *des repas de brebis*, pour ne boire que une heure ou deux après, lorsqu'on est plus exposé à ce que la nourriture coule avec la boisson.

Les anciens nous ont laissé pour exemple Diogène, qui savait vivre en se passant de ce qui était indispensable aux autres, lui, qui, logeant dans un tonneau, préférait un rayon de soleil au plus grand roi de la terre. Il n'aurait pas tant tardé, sans doute, à casser son écuelle s'il eut trouvé le moyen de se désaltérer sans boire.

CHAPITRE III.

Exercices hygiéniques pour bien profiter de la nourriture.

Pourquoi, à mesure que nous grandissons, nous écarter des exemples pris dans la nature, surtout pour des exercices indispensables à la santé? Et n'est-ce pas en décéler le besoin quand la mode nous permet de nous étendre, à qui mieux mieux, sur un divan. Il serait à souhaiter que l'on ne s'y roulât hygiéniquement, ainsi que dans l'enfance on se fortifie sur le gazon, et notons que le corps en a de plus besoin pour ranimer la force vitale selon son décroissement à mesure que l'on arrive en âge. Quelques types d'exercices de ce genre seront peut-être utiles pour mettre à même d'en sentir toute l'importance.

Roulis.

Roulis n° 1. — Le corps, en s'étendant, se tourne de côté. — Le coude prend son appui, à peu de distance du corps, l'avant-bras se lève, la main se ferme, — l'autre s'applique dessus, et pousse à plusieurs reprises, aidée du coude qui pousse dans le même sens, — ces petits élans font aller le corps par va et vient de roulement vacillant, — on force le dernier élan, le coude quitte son appui, — les hanches se portent, de ce côté, — et le corps roule sur l'autre côté pour en faire autant. Le roulis du navire cause un malaise qui porte à l'indigestion. — Notre *roulis* fait sentir dans la poitrine tout le bien que procurent les mouvements qui étendent la nutrition, surtout en l'exécutant au sortir de table. Le malade pourra s'en faire un aide pour varier de place dans le lit.

Roulis n° 2. — On se couche sur le dos ; les épaules l'une après l'autre ou ensemble tournent de bas en haut, tantôt directement, tantôt obliquement ; la poitrine étant remuée avec douceur sur divers sens c'est un moyen contre les maux de nerfs joint au bienfait du roulis n° 1.

Les mouvements auront plus d'essor en prolongeant chaque impulsion par une aspiration longue et vacillante et en faisant rouler la tête lorsqu'elle remonte plus ou moins obliquement.

Il est curieux de voir le corps remonter presque invisiblement, au moyen du petit tour d'épaule, et mieux encore, avec les hanches qui poussent en dehors, àdroite, à gauche, et les genoux qui remontent dès que le corps les entraîne. C'est encore un secours pour le malade.

Roulis n° 3. — On se tourne sur le côté, — le bas des jambes se croise, — l'avant-bras, qui a le dessus, est à l'abandon, — le coude est élevé ; — il tourne horizontalement. — Chaque tour fait vaciller le corps. — Ces petites impulsions se fortifient ; — un dernier élan est donné ; — le corps tourne sur l'autre côté à l'aide du bras de dessous qui poursuit l'élan il se trouve audessus, et tourne à son tour. Ce tour de bras, pour triturer la nourriture, nous rappelle la meule qui divise si bien le grain dans le moulin.

Roulis n° 4. — On se remet à plat sur le dos, les jambes restent croisées ; — une main prend l'autre par le bout des doigts, réunis en carré ; —

c'est un arc que forment les bras ; — c'est un ressort que l'on jette en dehors du corps ; — les hanches poussent à l'opposé ; — le bas du corps va d'un côté, le haut va de l'autre. — C'est un vacillement contrarié, qui se fortifie quand les coudes, à tour de rôle, appuyent de chaque côté du corps; et l'on sent par les effets concentrés de bien-aise que la nutrition doit se porter principalement au milieu du corps.

Roulis nº 5. — C'est le roulis le plus doux ; si les dames veulent y prendre part et que la posture leur présente quelque inconvenance, il faudra adopter la mode du pantalon, à moins que la robe n'en prenne la forme au moyen d'épingles piquées avec adresse. Autrement on pourrait faire face au mur après avoir reculé un peu le divan ; car on peut s'y poser en travers, tellement le corps se raccourcit pour ce roulis.[1]

Voilà le fait : on est sur le dos, — les jambes croisées, — les genoux élevés ; — les mains appliquées naturellement au dedans des genoux. Déjà on peut ressentir quelque douceur au moindre balancement des genoux; — ils s'écartent, se rapprochent — les coudes par jetés en dehors étendent le balancement. — Le bas des jambes flotte au gré du balancement. — Leur croisement forme charnière. — Les jambes ne se détachent pas. — Puis on fait verser les genoux à plusieurs reprises pour chaque côté du corps. — l'aspiration s'accorde avec les impulsions. —

Le roulis n° 5 viendra à propos rendre agréablement le calme et servir d'intermède aux exercices qui auront pu causer de l'agitation.

Le visage profitera en y faisant glisser les mains par frétillement quand les genoux et les coudes remontent, et en aspirant longuement pour tousser à la fin de l'aspiration, — l'accord de ces impulsions ascendantes et l'haleine qui court sur la face donneront les sensations agréables que produit le courant nutritif dirigé sur le visage.

Nous ne quitterons pas le divan ou le lit ou le gazon, etc., sans donner le moyen de soulager le corps lorsqu'il est resté trop longtemps debout.

Extension du corps.

Le corps, par son propre poids, étant presque continuellement refoulé sur sa hauteur, a besoin d'être exercé dans ce sens ; peut-être que l'on nous saura gré de notre essai d'*extension du corps*, qui s'exécute ainsi : — On se couche sur le côté, — le genou remonte ; — le dos de la main appuie entre la cuisse et l'aine, l'autre main s'applique sur celle-ci. — Toutes deux poussent en descendant et par balancement. — La jambe s'étend, puis remonte. C'est un jeu de ressort qui se communique à la jambe du dessous. — En même temps que les jambes, le bas du tronc s'étend ; — cette exten sion se prolonge dans la poitrine au moyen de l'air aspiré longuement à la suite de chaque impulsion. La sensation bienfaisante que l'on éprouve se soutient par la variété de l'extension. — On pousse la cuisse plus ou moins en dehors, — la tête, en roulant, remonte plus ou moins obliquement et la respiratiou est plus ou moins cadencée. On peut en outre pousser sur les hanches et même sur l'os pubis. Qnant aux exercices étant assis, nous donnerons un diminutif de la *galopade* présentée comme agrément hygiénique parmi nos cinq cents moyens.

La Galope.

Etant assis, — on croise le bas des jambes; — les genoux se pressent, — les talons montent par coup de ressort musculaire; ils sont bientôt forcés de descendre. C'est ici que la lutte commence : — les bras s'élancent, — les mains saisissent les jambes au-dessus des genoux; — elles poussent en bas, — les talons frappent à terre; —ils remontent bientôt par coup musculaire,—descendent et remontent, plus fortement encore, — ensuite, les coudes, pour ainsi dire, en battant de l'aile, soutiennent l'élan des bras; — les jambes redoublent d'essor, et les pieds quittent complètement la terre,—on peut arriver à une animation telle, que la chaise recule en cadence et que le chapeau s'ôte de dessus la tête, comme soulevé par un transport de colère. La *galope*, toute musculaire, est l'antidote du frisson et l'amie de la gaieté.

Galope modérée: les mains empoignent le dessus d'un genou; — le corps penche à l'opposé; — l'avant-bras en pesant sur la cuisse; forme levier. — Quand le corps penche, les mains montent avec le genou. — Ce balancement s'entretien par le plus ou moins d'abandon du corps vers le côté où il trouve le plus de repos, et l'aspiration soutient le corps au moment où sa pente fait étendre la poitrine. Chaque côté sera exercé selon son besoin. Les exercices les plus simples: faits à propos, rendent souvent de grands services. Certains médecins, aux eaux, ne dédaignent pas de faire scier du bois à leurs malades, sachant qu'il est utile d'exercer le corps de temps en temps dans le sens où il n'agit pas ordinairement.

Nous pouvons, sans appareil, en dépensant moins de force, imiter cet exercice de la scie, peut-être nous satisfaire davantage et certainement obtenir des effets plus agréables.

Exercice de la scie. — Il faut, étant assis, croiser le bas des jambes, mettre les mains dos à dos, les fourrer entre les genoux, les faire aller et venir, de même que la scie, en inclinant et relevant le haut du corps; pousser et tirer les mains avec plus ou moins de force selon la pression des genoux, de même que pour la scie, lorsqu'elle pénètre dans le bois plus ou moins dur. Puis la reprise d'haleine viendra soutenir la poitrine et fortifier l'impulsion qui fait attirer à soi. Le frottement des mains par vacillement causera moins de chaleur. Pour varier la sensation les mains descendent aux mollets ou les bras pirouettent entre les cuisses. A table, la *scie* satisfera au besoin de raviver le jeu des sens qui a sa part dans l'action nutritive.

Un mot de l'influence de la pensée sur la nutrition. Si l'on a mal quelque part et que l'on y porte la pensée, ce mal augmente; parce que la pensée y pousse la force vitale et que les fluides du corps abondent là où domine la force vitale; la nutrition suivra ce courant. Cette influence peut aller loin... Par exemple : dans la marche habituelle, l'idée se porte au devant de la tête, et pour peu que le front soit saillant, c'est un fond où la force vitale pousse pour entraîner l'homme au-delà de sa volonté. Pour parer à cette disposition, dont le moindre danger est le mal de tête, il faut porter l'idée à l'opposé en jetant la tête en arrière. Ces jetées se font en demi-cercle avec abandon et en reprenant haleine. La tête vibrante, pour ainsi dire, reste comme assise en arrière tout le temps que se prolonge l'aspiration. On peut en outre, à la fin de l'aspiration, fermer la bouche, tousser et diriger la toux sur le point où doit se porter la pensée.

En mettant quelque chose au chapeau pour établir un point de gêne derrière la tête, ce serait un appel à la mémoire pour y fixer la pensée. Il semble que nos dames nous ont devancé en descendant le chignon aussi bas que la queue, cette espèce de balancier, pendu à l'occiput de nos pères ; si l'on eut songé à cette hygiène du cerveau, il est probable que la mode en existerait encore, au moins pour les fronts bombés. Qui sait si on ne l'aurait pas enjolivée d'un poids pour régler la tenue de la tête et en modérer les mouvements ; en dehors de son utilité, cette imitation de la queue du lion sur nos fashionables serait-elle plus bizarre qu'une queue poudrée endommageant les vêtements ? Nous avons souvent ressenti du soulagement de tête et de corps en contrebalançant les mouvements, si répétés en avant, par nos essais de marches en arrière. Ici le miroir au chapeau ne serait pas sans importance.

N'oublions pas que l'on peut diriger la nutrition sur les sens, et notamment sur la vue que nous avons eu le bonheur de fortifier à l'aide de mouvements spéciaux, donnés dans notre premier livre. N'oublions pas surtout l'influence que peut avoir sur le bien-être général le moyen de mieux se nourrir avec moins de nourriture.

www.ingramcontent.com/pod-product-compliance
Ingram Content Group UK Ltd.
Pitfield, Milton Keynes, MK11 3LW, UK
UKHW021116230726
13926UKWH00002B/515